BEI GRIN MACHT SICH IHR WISSEN BEZAHLT

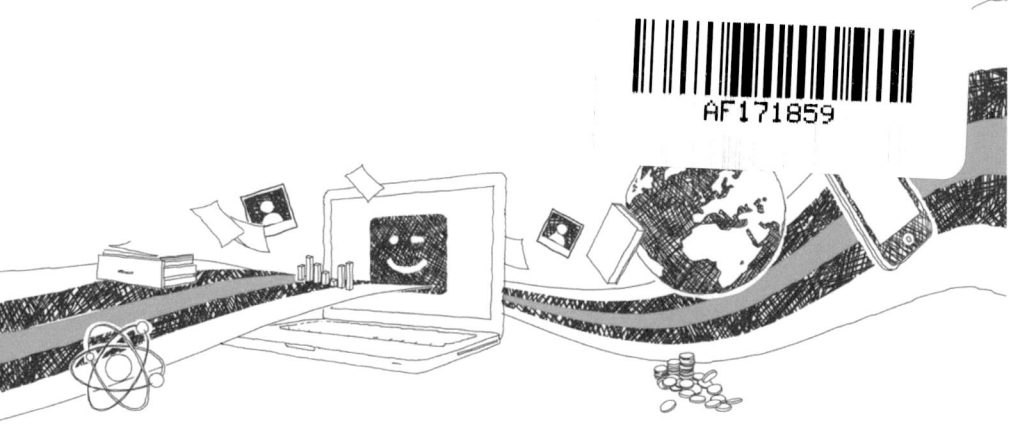

- Wir veröffentlichen Ihre Hausarbeit, Bachelor- und Masterarbeit

- Ihr eigenes eBook und Buch - weltweit in allen wichtigen Shops

- Verdienen Sie an jedem Verkauf

Jetzt bei www.GRIN.com hochladen und kostenlos publizieren

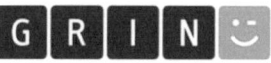

Bibliografische Information der Deutschen Nationalbibliothek:

Die Deutsche Bibliothek verzeichnet diese Publikation in der Deutschen Nationalbibliografie; detaillierte bibliografische Daten sind im Internet über http://dnb.d-nb.de/ abrufbar.

Dieses Werk sowie alle darin enthaltenen einzelnen Beiträge und Abbildungen sind urheberrechtlich geschützt. Jede Verwertung, die nicht ausdrücklich vom Urheberrechtsschutz zugelassen ist, bedarf der vorherigen Zustimmung des Verlages. Das gilt insbesondere für Vervielfältigungen, Bearbeitungen, Übersetzungen, Mikroverfilmungen, Auswertungen durch Datenbanken und für die Einspeicherung und Verarbeitung in elektronische Systeme. Alle Rechte, auch die des auszugsweisen Nachdrucks, der fotomechanischen Wiedergabe (einschließlich Mikrokopie) sowie der Auswertung durch Datenbanken oder ähnliche Einrichtungen, vorbehalten.

Impressum:

Copyright © 2018 GRIN Verlag
Druck und Bindung: Books on Demand GmbH, Norderstedt Germany
ISBN: 9783668947542

Dieses Buch bei GRIN:

https://www.grin.com/document/488764

Michelle Kreps

Psychologie des Gesundheitsverhaltens. Selbstwirksamkeitserwartung, Ernährungsverhalten und Beratungsgespräch

GRIN Verlag

GRIN - Your knowledge has value

Der GRIN Verlag publiziert seit 1998 wissenschaftliche Arbeiten von Studenten, Hochschullehrern und anderen Akademikern als eBook und gedrucktes Buch. Die Verlagswebsite www.grin.com ist die ideale Plattform zur Veröffentlichung von Hausarbeiten, Abschlussarbeiten, wissenschaftlichen Aufsätzen, Dissertationen und Fachbüchern.

Besuchen Sie uns im Internet:

http://www.grin.com/

http://www.facebook.com/grincom

http://www.twitter.com/grin_com

Deutsche Hochschule für

Prävention und Gesundheitsmanagement

Hermann Neuberger Sportschule 3

66123 Saarbrücken

Einsendeaufgabe

Fachmodul: Psychologie des Gesundheitsverhaltens

Studiengang: Gesundheitsmanagement

Datum
Präsenzphase 19.03.2018 – 21.03.2018

Name, Vorname: Kreps, Michelle

Studienort: **Düsseldorf**

Semester: **WS 2017**

Inhaltsverzeichnis

1 SELBSTWIRKSAMKEITSERWARTUNG 3

   1.1 Definition 3

2 ERNÄHRUNGSVERHALTEN 7

3 BERATUNGSGESPRÄCH 9

   3.1 Modell des Gesundheitsverhalten 9

   3.2 Rolle des Beraters 9

   3.3 Gesprächsverlauf 10

4 LITERATURVERZEICHNIS 13

1 Selbstwirksamkeitserwartung

1.1 Definition

Die Selbstwirksamkeitserwartung nach Bandura (1992) beinhaltet die individuelle Überzeugung der eigenen Fähigkeiten bei der Organisation oder Ausführung in einer bestimmten Situation, eine Leistung erbringen zu können.

Sie ist ein wichtiger Bestandteil des Menschen, um Herausforderungen bewältigen zu können. Der Mensch wird nur dann eine Handlung ausführen, wenn er eine hohe Selbstwirksamkeitserwartung und Ergebniserwartung damit assoziiert. Schwarzer (2004) stellt in seinem Modell dar, dass die Selbstwirksamkeitserwartung durch vier verschiedene Arten erworben werden kann, z.b. durch direkte, indirekte und symbolische Erfahrungen oder durch Gefühlserregungen.

Menschen mit einer höheren Selbstwirksamkeitserwartung stellen sich automatisch höheren Anforderungen, da sie in der Vergangenheit die erfolgreiche Erfahrungen gemacht haben. Dagegen weisen Menschen mit einer geringeren Selbstwirksamkeitserwartung höhere Misserfolge auf.

1.2

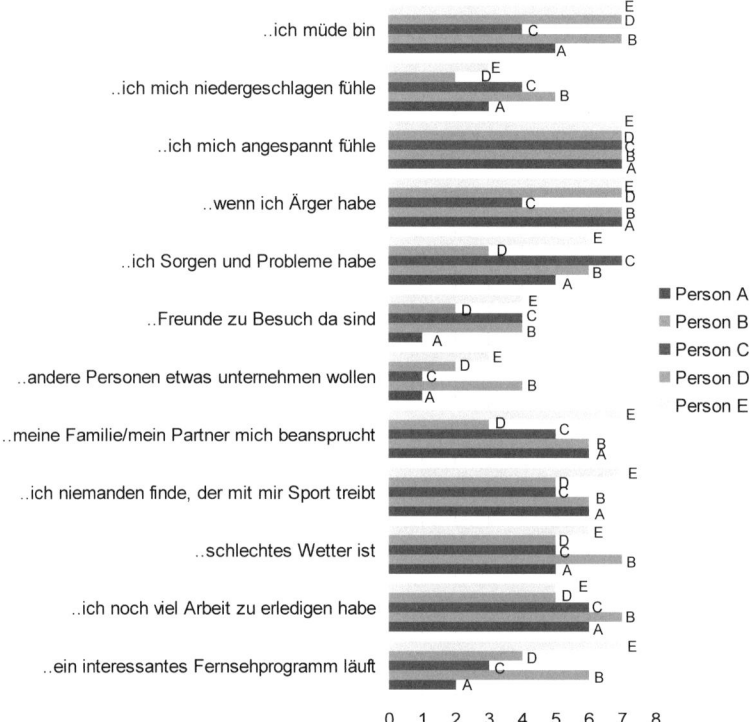

Das Diagramm zeigt die Selbstwirksamkeit zur sportlichen Aktivität. Die Fragen stammen aus einer Umfrage (nach Fuchs & Schwarzer, 1994, S. 146) und wurden in einem Fitnessstudio in Hamm (2017) gestellt. Fünf Personen mussten sich der Fragestellung „Ich bin mir sicher, eine geplante Sportaktivität auch dann noch ausüben zu können, wenn:..." stellen. Die Selbstwirksamkeit wird auf der X-Achse auf einer Skala von eins bis sieben definiert. Pro gestellte Frage gibt es fünf Balken, die für eine einzelne Person aus dem Fitnessstudio gilt. Es lässt sich eine deutliche Tendenz erkennen. Sobald alle fünf Personen psychischem Stress unterliegen, z.B wenn sie angespannt sind, verärgert sind oder das soziale Umfeld sie beansprucht, suchen alle fünf Personen die Ablenkung und die Stressbewältigung in einer sportlichen Aktivität. Außerdem fällt auf, dass bei allen Befragten die sozialen Kontakte einen höheren Stellenwert haben. Daraus resultiert sich, dass die fünf Personen sich eher Zeit für ihre Freunde nehmen, als eine sportliche Aktivität auszuführen. Abschließend kann man feststellen, dass die Befragten eine hohe Selbstwirksamkeitserwartung aufweisen und in Lage sind eine vorgenommene Handlung konsequent durchzuführen.

1.3

	Dohnke et al. (2006)	Schneider & Rief (2007)
Fragestellung(en)	In welchem Zusammenhang steht die Selbstwirksamkeitserwartung zu der Ergebniserwartung ? Kann eine positive Behandlungsergebniserwartung und eine hohe Selbstwirksamkeitserwartung zu besseren Reha-Ergebnissen führen?	Welchen Einfluss haben Behandlungserfolge einer Schmerztherapie auf die Steigerung der Selbstwirksamkeitserwartung?
Stichprobe	Längsschnittstudie wurde in 13 orthopädischen Reha-Kliniken durchgeführt: Zu Beginn einer Reha-Behandlung wurden 1065 Patienten mit einem neuen Hüftgelenk (hauptsächlich mit einer Hüftarthrose) auf beide Erwartungstypen untersucht. Davon waren 60% Frauen und das Durchschnittsalter lag bei 64,58 Jahren.	Zu Beginn waren es 319 Patienten der Edertal Klinik. Anschließend wurden 316 Patienten einer stationären psychosomatischen Rehabilitation in Bezug auf Selbstwirksamkeitserwartung, Schmerzbewältigungsstrategien, schmerzbedingter und allgemeinpsychischer Beeinträchtigung befragt. Bei der Entlassung gaben 298 Patienten ihre Einverständniserklärung zur wissenschaftlichen Analyse ab. Das Durchschnittsalter betrug 47,9 Jahre und die Patienten waren zu 85,1 % weiblich.
Materialien/Test	Befragung über den physischen Gesundheitszustand, das emotionale Wohlbefinden und behandlungsbezogener Erfahrungen. Multiple Regressionsanalysen zur querschnittlichen Vorhersage.	Skalen und Ratings wurden zur Befragung verwendet. Feldstudie und Therapieerfolgsrating. Die Ergebnisse wurden mit einem „Strukturgleichungsmodell im Rahmen konfirmatorischer Pfadanalysen analysiert und kreuzvalidiert"(Schneider & Rief, 2007).
Untersuchungsdesign	Multizentrische Längsschnittanalyse	Querschnittsanalyse
Hauptergebnisse	Je erfreulicher die Ergebniserwartung und höher die Selbstwirksamkeitserwartung zu Beginn der Rehabilitation, desto positiver waren die Reha-Ergebnisse. Die Patienten haben	Das Reduzieren der schmerzbedingten und psychischen Beeinträchtigung hat die höchste positive Auswirkung auf die Selbstwirksamkeit. Die verbesserte Schmerzbewälti-

	weniger Schmerzen und können sich im Alltag wieder besser bewegen. Eine ausgeprägte Selbstwirksamkeitserwartung hat hohen Einfluss auf eine positive Ergebniserwartung. Das emotionale Wohlbefinden trägt ebenfalls zum Anstieg der Selbstwirksamkeitserwartung bei. Je geringer die Depressivitätswerte waren, desto ausgeprägter ist der die SWE.	gungsstrategie wirkt auf den Gesamteffekt.

Im Folgenden werde ich einen kritischen Vergleich der beiden Studien vornehmen. Sowohl die Studie von Dohnke (2006) als auch die Studie von Schneider und Rief (2007) thematisiert die Selbstwirksamkeitserwartung. Dohnke legt bereits zu Beginn seiner Studie den Fokus auf die Selbstwirksamkeitserwartung. Er ist der Meinung, dass eine sehr ausgeprägte SWE Einfluss auf die Ergebnisse einer Rehabilitation hat. Schneider und Rief dagegen behaupten, dass die subjektive Selbstwirksamkeitserwartung erst dann ansteigt, wenn eine Schmerztherapie erfolgreiche Ergebnisse erbringt. Außerdem beschränkt sich Dohnke nur auf eine bestimmte Bevölkerungsgruppe und zwar auf die mit einem neuen Hüftgelenk. Wogegen Schneider und Rief sich auf Patienten mit psychosomatischen Erkrankungen bezieht, die nicht detaillierter unterteilt wurden. Da psychosomatische Erkrankungen viele Einflussfaktoren haben können, ist diese Patientengruppe unpräzise. Zudem ist bekannt, dass während der Studie von Schneider und Rief einige Patienten ausgestiegen sind, was bei Dohnke nicht der Fall war. Des Weiteren haben Schneider und Rief eine sehr ausführliche Analyse anhand von Skalen, Ratings und Strukturgleichungsmodellen gemacht. Demgegenüber hat Dohnke eine Umfrage und multiple Regressionsanalysen durchgeführt. Zusammenfassend kann man sagen, dass beide Studien eine überschaubare und geordnete Struktur haben und sowohl Dohnke als auch Schneider und Rief haben ihre zu Beginn aufgestellte Fragestellung beantworten können.

2 Ernährungsverhalten

Definition:

Ernährungsverhalten ist die Gesamtheit geplanter, spontaner oder gewohnheitsmäßiger Handlungsvollzüge von Individuen oder sozialen Gruppen, mit denen Nahrung beschafft, zubereitet, verzehrt und nachbereitet wird. Dabei umfasst das Ernährungsverhalten sowohl Einflussfaktoren als auch Auswirkungen aus den Dimensionen Gesundheit, Umwelt, Gesellschaft und Wirtschaft entlang der gesamten Produktkette von Lebensmitteln (Leonhäuser et al. 2009, S. 20).

Das Ernährungsverhalten formt sich aus sozialen, biologischen, psychologischen und ökonomischen Aspekten und sorgt dafür, dass die physischen Bedürfnisse, wie Durst, Hunger und Appetit gestillt werden. In das Ernährungsverhalten fließen zwei Aspekte ein. Zum einen der emotionale und zum anderen der kognitive Aspekt. Diese Einflüsse könnten sowohl positiv als auch negativ auf das Individuum wirken (Pietrowsky, 2006, S. 181-182).

Theoretische Grundlagen:

Eine theoretische Grundlage für das Ernährungsverhalten könnte das Lernen am Modell sein. In diesem Modell vergleichen sich verschiedene Personengruppen mit einander, die sowohl optisch gleich aussehen könnten als auch das Ernährungsverhalten ähnlich erscheint. Ebenfalls vergleichen sich auch Personengruppen aus gleichen gesellschaftlichen Schichten, da sei meinst dieselben Normen und Wertevorstellungen haben. Ein anderes Beispiel wäre, dass dieselben Geschlechts- und Altersgruppengruppen sich ähnlich ernähren (Pietrowsky, 2006, S.183).

Entstehung:

Die Entstehung des Ernährungsverhaltens bildet sich im Verhältnis von biologischen, sozialen und ökonomischen Bedingungen heraus. Das Individuum passt sich seinem Nahrungsbedürfnissen an z.B. durch den Energiebedarf oder der Flüssigkeitsaufnahme. Dies deckt den biologischen Bedarf des Menschen ab. Das Ernährungsverhalten kann ebenfalls durch verschiedene Situationen, Interessen und sozialen Bedingungen beeinflusst werden. Außerdem kann sich das Ernährungsverhaltens auch an den sozialen Normen und Werten orientieren. Zudem entsteht das subjektive Verhalten auch durch den individuellen Willen des Menschen (Friebe, 1984, s. 279-287).

Zahlen und Daten:

Bei einer Schwangerschaftsvorsorgeuntersuchung haben 25,4 % der werdenden Mütter Übergewicht und 14,8 % sind adipös. Dies kann sowohl für Probleme bei der Mutter führen also auch schwere Folgen für das Kind haben, wie zum Beispiel Herz-Kreislauf Erkrankungen oder Diabetes Mellitus Typ 2 (Kessen, 2018).
97 % der Deutschen kaufen nur das ein was ihnen auch schmeckt. 39 % der Deutschen kochen täglich frisch und ernähren sich regelmäßig (Ehrenstein, 2017).

Präventions- und Interventionsprogramme zur Reduktion von Gesundheitsrisiken:

Übergewicht und Fehlernähren starten bereits im Mutterleib. Deshalb sollte Prävention schon vor dem ersten Atemzug eingeleitet werden. Bereits eine geringe Gewichtsreduktion, ballaststoffreichere und ausgewogenere Ernährung kann Krankheiten wie Diabetes mellitus Typ 2 vorbeugen. Daraus resultiert sich, dass eine primäre Präventionsmaßnahme das Normalgewicht der Mutter sein sollte. Zudem sollte sie vermeiden sich und das Kind nach der Geburt zu über ernähren. Fehlernährung gilt ebenfalls als Risikofaktor für Krebserkrankungen. Eine sehr fleischreiche Ernährung oder ein hoher Alkoholkonsum kann zu Brustkrebs beitragen. Somit wäre eine weitere Präventionsmaßnahme mehr Obst und Gemüse zu sich zu nehmen. Eine gesunde und ausgewogene Ernährung sollte bereits im Kindesalter ein wichtiger Bestandteil sein, da sie viele Nährstoffe für ihren Wachstum und Energie für den Alltag brauchen. Da Kinder ihre Eltern oftmals als Vorbilder nehmen, sind sie primär dafür zuständig was das Kind auf den Teller bekommt (DGE, 2012).

Konsequenzen für eine gesundheitsorientierte Beratung:

Der Berater sollte bei einer gesundheitsorientierten Beratung darauf achten, dass er eine kompetente Beratung durchführt, die Kunden individuell unterstützt und die einzelnen

Kunden weiterhin begleitet. Es ist wichtig den Fokus immer auf dem Ernährungsverhalten zu haben und drum herum Hilfssteine aufzubauen, um dem gezielten Ernährungsverhalten näher zu kommen. Der Berater sollte zusammen mit dem Kunden versuchen diese Hilfssteine in den Alltag zu integrieren, sodass es keine große und aufwendige Umstellung für den Kunden ist. Außerdem sollte der Kunde durch eine Selbstreflexion sein Problem erkennen. Zudem sollte man Wert darauf legen die Stärken und nicht auf die Schwächen des Kunden zu legen. Handelt es sich um eine gesundheitsorientierte Beratung der Ernährungsverhaltens, so sollte man sowohl die Positiven Dinge betrachten, wie zum Beispiel, dass das Wohlbefinden steigt. Als auch die Negativen Seiten, sollte der Kunde nichts an seinem Ernährungsverhalten ändern, können chronische Erkrankungen entstehen.

3 Beratungsgespräch

3.1 Modell des Gesundheitsverhalten

Frau M. lässt sich in Stufe zwei des Transtheoretischen Modells einordnen. Es han-delt sich hierbei um die Stufe der Absichtsbildung. Frau M. ist sich ihrem Problem bewusst, dass sie abnehmen möchte, weil sie sich in ihrer Figur nicht wohlfühlt, aller-dings weiß sie noch nicht wie. Während der Intentions- und Zielbildungsphase sollen folgende gesundheitspsychologische Ziele erreicht werden. Als erstes sollte Frau M. eigenständig herausfinden, was sie anreizen könnte ihr Gewicht zu verlieren. Sie sollte sich Gedanken machen was sich in ihrem Alltag und an ihr selbst ändern würde, wenn sie ihr Gewicht reduziert. Außerdem sollte sie eigenständig überlegen, was sie an ihrem Alltag ändern könnte, um dem Ziel näher zu kommen. Somit kann sie sich Vorteile und Nachteile notieren. Sobald die Vorteile überwiegen und sie Motive gefunden hat, die sie beim Abnehmen motivieren können, überschreitet sie den Rubikon. Damit kommt in die Vorbereitungsphase. Ab hier denkt sie nur noch an die Zukunft und nicht mehr an das Problem.

3.2 Rolle des Beraters

In der folgenden Aufgabe beschreibe, welche Aspekte für die Rolle des Berater zu beachten sind und erläutere anschließend die ersten Schritte der gesundheitspsychologischen Beratung. Für die Rolle des Berater ist es zu erst ein Mal wichtig ein gepflegtes

Erscheinungsbild zu haben. Außerdem sollte er sich im Vorfeld Gedanken machen wo das Beratungsgespräch stattfindet, damit der Kunde das Gefühl bekommt, dass man sich auf ihn vorbereitet hat. Zudem sollte sich der Berater mental auf den Kunden einstellen. Sobald der Kunde erscheint, sollte er ihn mit einer offenen Körperhaltung begrüßen und Blickkontakt aufnehmen. Small Talk würde zu Beginn die Stimmung etwas auflockern und eine positive Beziehungsebene schaffen. Sofern das Beratungsgespräch angefangen hat, liegt die Gesprächsführung beim Kunden. Der Berater stellt absichtlich offene Fragen, um so viel wie möglich vom Kunden zu erfahren. Es ist wichtig den Kunden für seine erfolgreichen Erfahrungen zu loben, das gibt ihm ein selbstbewusstes Gefühl. Ein wichtiger Aspekt für die Beziehungsebene zwischen Berater und Kunden ist das Vertrauen. Dieses gewinnt der Berater durch aktives Zuhören und Verständnis für die Probleme des Kunden. Zudem sollte der Berater versuchen durch gewählte Fragestellungen den Kunden dazu verleiten, selbst auf die Lösung seines Problems zu kommen und dabei den Kunden sehr ernst nehmen. Außerdem kann der Berater dem Kunden Hilfestellungen anbieten und ihn bei seinen nächsten Schritten motivierende Worte mit auf den Weg geben.

3.3 Gesprächsverlauf

Berater: Guten Tag Frau M. Haben Sie gut hergefunden?

Frau M.: Guten Tag. Ja ich habe ziemlich gut hergefunden, danke.

B.: Das freut mich. Möchten Sie etwas zu trinken?

Fr. M.: Ja, sehr gerne.

B.: Ich habe uns im Büro schon alles hergerichtet, dann können wir uns in Ruhe unterhalten.

Fr. M.: Super!

B.: So, ich bin die Michelle Kreps, ich bin 40 Jahre alt und bin schon seit 10 Jahren im Fitnessstudio tätig und mache parallel auch Ernährungsberatungen. Ich würde Ihnen gerne zu Beginn ein paar Fragen stellen, um Sie ein bisschen besser kennen zu lernen. Waren Sie bereits in Ihrer Vergangenheit Mitglied in einem Fitnessstudio?

Fr. M.: Ja, ich bin vor acht Jahren Regelmäßig drei Mal die Woche zum Sport gegangen. Seit der Geburt meiner Kinder habe ich einfach keine Zeit mehr gefunden und bin immer unregelmäßiger zum Sport gegangen.

B.: Haben Sie denn ein bestimmtes Ziel, welches Sie erreichen möchten?

Fr. M.: Ja, ich möchte unbedingt ein paar Kilos verlieren. Wenn ich mich im Spiegel anschaue, fühle ich mich sehr unwohl. Ich habe bereits in meiner Vergangenheit 10 kg abgenommen und ich konnte mein Gewicht auch konstant halten bis zur Schwangerschaft. Nur seitdem fehlt mir jegliche Motivation und viel Zeit habe ich auch nicht.

B.: Wie hast du dich denn damals gefühlt, nachdem du 10kg abgenommen hast?

Fr. M.: Ich habe mich super gut gefühlt. Ich habe mich sofort neue Klamotten gekauft und habe mich getraut im Sommer mit einer kurzen Hose nach draußen zu gehen.

B.: Was denkst du denn, was sich für dich verändern würde, wenn du dein jetziges Ziel erreichst?

Fr. M.: Auf der einen Seite habe ich Angst, dass ich keine Zeit mehr für meine Familie habe werde und sie vernachlässigen würde. Da ich mehr auf mich achten würde und vermutlich viel Zeit im Fitnessstudio verbringen werde. Auf der anderen Seite würde ich mich wieder viel wohler in meiner Haut fühlen und wir könnten zum Beispiel wieder in Schwimmbad gehen, weil ich mich das dann wieder trauen würde. Ich glaube mein persönliches Wohlbefinden würde auch steigen. Ich würde wieder eine viel bessere Laune an den Tag legen.

B.: Was denkst du denn würde Sie am meisten motivieren Ihr Ziel zu erreichen?

Fr. M.: Einerseits müsste ich mich selbst motivieren, indem ich pro abgenommen Kilo mir eine Klamotte kaufen. So habe ich mich auf jeden Fall vor acht Jahren zum Abnehmen motiviert. Dieses Mal bräuchte ich auf jeden Fall auch die Unterstützung von meinem Mann, da er dann öfter die Kinder übernehmen müsste. Ich weiß nur noch nicht wie ich das am Besten hinbekommen soll. Darüber rede ich auch Besten direkt mit ihm, wenn ich zu Hause bin. Ich glaube ich sollte mir zu Beginn auch nicht so ein großes Ziel setzen, sondern langsam anfangen und erst mal 5 kg abnehmen und wenn ich erst Mal dieses Ziel erreicht habe, machen wir als Familie einen Ausflug. Ich glaube das würde meinen Mann auch dazu motivieren mich bei meinem Ziel zu erreichen.

B.: Das klingt ja schon mal ziemlich gut. Wollen wir mal deinen Wochenplan mit dem von deinem Mann vergleichen und gucken, ob wir den Sport integrieren können?

Fr. M.: Klar, gerne.

B.: Was denken Sie denn, welche Aspekte noch in die Gewichtsreduktion mit hineinfließen?

Fr. M.: Ja ich weiß auch, dass ich an meiner Ernährung etwas tun muss. Damit habe ich aber schon angefangen. Ich versuche jetzt regelmäßig 3 Mal am Tag zu essen und ich bin auf Vollkornprodukte umgestiegen. Das sollte für den Anfang reichen. Ich versuche auch langsam zuckerhaltige Getränke zu reduzieren.

B.: Super, damit hast du schon echt einen guten Schritt in die richtige Richtung gemacht. Mach weiter so. Wir haben ja nun auch erst Mal grob einen Wochenplan für dich und deinen Mann erstellt und wenn du dein Ernährungsverhalten so halten kannst, hast du schon mal die besten Voraussetzungen. Ich würde vorschlagen wir treffen und alle zwei Wochen und sprechen über Ihre Ergebnisse und das weitere Vorgehen.

Fr. M.: Vielen lieben Dank für das tolle Gespräch. Einen schönen Tag wünsche ich Ihnen noch Frau Kreps.

B.: Danke den wünsche ich Ihnen auch Frau M. Kommen Sie gut nach Hause!

Zu Beginn wurde versucht eine gute Beziehungsebene mit Frau M. aufzubauen, indem sie gefragt wurde, wie sie hergefunden hat. Um Frau M. ein Gefühl der Sicherheit und Ernsthaftigkeit zu geben, hat die Beraterin das Büro als Rückzugsort vorgeschlagen. Zu guter Letzt hat sie sich die Beraterin vorgestellt, damit Frau M. weiß mit wem sie das folgende Beratungsgespräch führt. Anschließend wurde die Frage gestellt, ob sie bereits Mitglied in einem Fitnessstudio war, damit man sich ein Bild von Frau M. machen kann, was sie von Sport hält. Daraufhin erzählte sie ihre bereits gemachten Erfahrungen und worin ihr jetziges Problem besteht, nicht wieder mit dem Sport anzufangen. Anschließend wollte die Beraterin wissen, welches genaue Ziel sie erreichen möchte. Damit sollte erreicht werden, dass sie sich eigenständig ihrem Problem bewusst wird. Nachdem sie sich ihrem Problem bewusst geworden ist, ist die Beraterin auf die emotionale Schiene gegangen und hat sie gefragt wie sie sich mit 10 kg weniger gefühlt hat. Das hat bei ihr innerlich alte Gefühle erweckt, sodass sie sich automatisch wohler gefühlt hat und dieses Gefühl gerne wieder zurück haben wollte. Dann wurde ihr die Frage gestellt, was sich für sie ändern würde, wenn sie jetzt wieder an sich arbeiten würde. Damit sollten Pro und Contra herausgefunden werden. Sie nannte ihre Ängste und ihr Nutzen daraus. Mit der Frage, was sie am meisten motivieren würde ihr Ziel zu erreichen, sollten ihre Verstärker heraus gefiltert werden. Dies war zum einen ihre Selbstmotivation, indem sie sich selbst mit Klamotten belohnt und zum anderen die Unterstützung von ihrem sozialen Umfeld. Diese Aussage wurde positiv bestätigt, weil es gut ist, wenn man weiß wie man sich selbst motivieren kann. Außerdem wurde ihr vorgeschlagen einen Wochenplan mit der Beraterin aufzustellen, damit sie auch die Bestätigung hat, dass sie unterstützt wird. Zudem kam sie selbst auf die Idee sich Teilziele zu setzen, somit hat sie sich schon ihre eigene Strategie zum Abnehmen aufgebaut. Zum Schluss hat sie mitgeteilt, dass sie eigenständig einen Schritt in ein besseres Ernährungsverhalten gemacht hat. Mit dieser Aussage hat die Kundin mitgeteilt, dass sie bereit ist die aktive Phase zu starten. Dies ist bei dem transtheoretischen Modell die Handlungsphase. Auch das wurde gelobt und sie wurde motiviert weiter so zu machen. Darüber hinaus wurde ihr eine Hilfestellung vorgeschlagen, dass sie sich alle zwei Wochen mit der Beraterin trifft, um die Bindung zu halten.

4 Literaturverzeichnis

Bandura, A. (1992). Exercise of personal agency through the self-efficacy mechanism, In R. Schwarzer (Hrgs.), Self-Efficacy: Through control of action (S.3-38). Washington, D.C.: Hemisphere.

Schwarzer, R. (2004). *Psychologie des Gesundheitsverhaltens*. Einführung in die Gesundheitspsychologie (3. Aufl.). Hogrefe.

Dipl.-Wirtsch. D. Friebe et al. (1984). Molecular Nutrition. *Food Research*. (S.279-287)

Pietrowsky, R. (2006). *Ernährung*. In: Renneberg B., Hammelstein P. (eds), Gesundheit psychologie. Springer-Lehrbuch. Berlin, Heidelberg: Springer.

Dohnke, B., Müller-Fahrnow, W. & Knäuper, B. (2006). Der Einfluss von Ergebnis- und Selbstwirksamkeitserwartungen auf die Ergebnisse einer Rehabilitation nach Hüftgelenkersatz. *Zeitschrift für Gesundheitspsychologie*, 14 (1), 11-20.

Schneider, J. & Rief, W. (2007). Selbstwirksamkeitserwartungen und Therapieerfolge bei Patienten mit anhaltender somatoformer Schmerzstörung (ICD-10: F45.4). *Zeitschrift für Klinische Psychologie und Psychotherapie*, 36 (1), 46-56.

Kessen, R. (2018). *Ernährung im Fokus*. Fachzeitschrift der BzfE.

Ehrenstein, C. (2017). So essen die Deutschen. Zugriff am 30.03.2018. Verfügbar unter https://www.welt.de/wirtschaft/article160822594/So-essen-die-Deutschen.html

DGE (Deutsche Gesellschaft für Ernährung e.V.) (Hrsg.). (2012). *Ernährung und Prävention – Chancen und Grenzen*. Zugriff am 30.03.2018. Verfügbar unter https://www.dge.de/presse/pm/ernaehrung-und-praevention-chancen-und-grenzen/

BEI GRIN MACHT SICH IHR WISSEN BEZAHLT

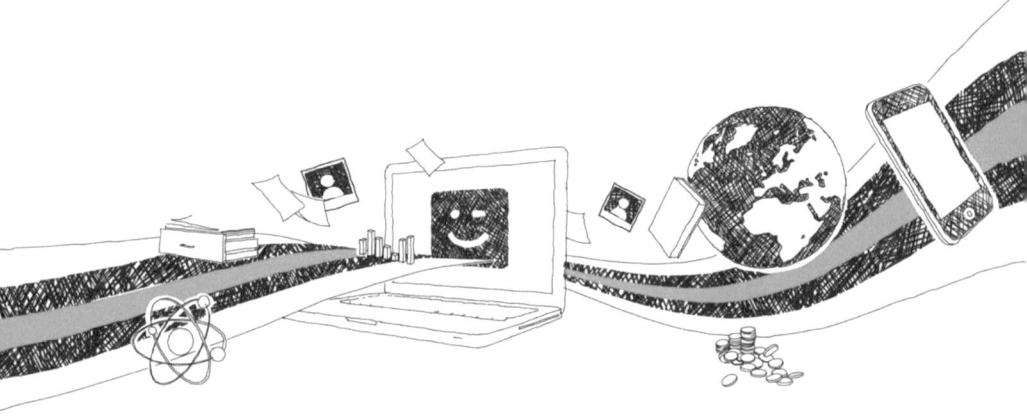

- Wir veröffentlichen Ihre Hausarbeit, Bachelor- und Masterarbeit

- Ihr eigenes eBook und Buch - weltweit in allen wichtigen Shops

- Verdienen Sie an jedem Verkauf

Jetzt bei www.GRIN.com hochladen und kostenlos publizieren

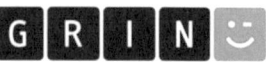

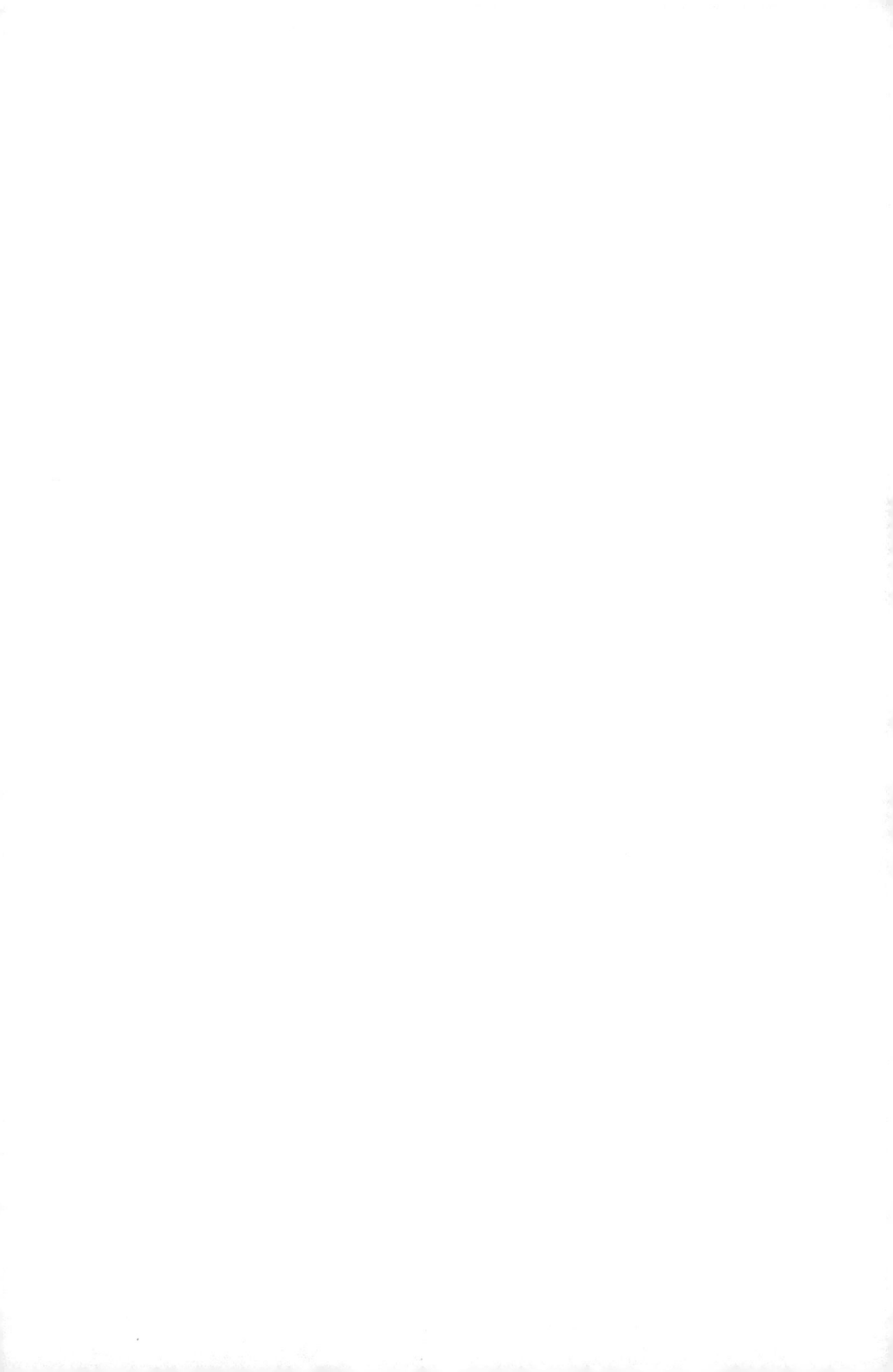